CONTRIBUTION A L'ÉTUDE

DE LA

LARYNGITE PHLEGMONEUSE AIGUË

DES ABCÈS RÉTRO-LARYNGÉS PRIMITIFS

PAR

ALPHONSE GOIX

Docteur en médecine de la Faculté de Paris,
Ancien externe en médecine et en chirurgie des hôpitaux de Paris,
Lauréat de l'Assistance publique (Médaille de bronze),
Membre de la Société scientifique de Bruxelles.

PARIS

A. PARENT, IMPRIMEUR DE LA FACULTÉ DE MÉDECINE
A. DAVY, successeur
31, RUE MONSIEUR-LE-PRINCE, 31

1882

CONTRIBUTION A L'ÉTUDE

DE LA

LARYNGITE PLHEGMONEUSE AIGUË

DES ABCÈS RÉTRO-LARYNGÉS PRIMITIFS

PAR

ALPHONSE GOIX

Docteur en médecine de la Faculté de Paris,
Ancien externe en médecine et en chirurgie des hôpitaux de Paris,
Lauréat de l'Assistance publique (Médaille de bronze),
Membre de la Société scientifique de Bruxelles.

PARIS

A. PARENT, IMPRIMEUR DE LA FACULTÉ DE MÉDECINE

A. DAVY, successeur

31, RUE MONSIEUR-LE-PRINCE, 31

1882

A MON PÈRE ET A MA MÈRE

A MA SŒUR

A MES AMIS

A LA MÉMOIRE DE MAURICE RAYNAUD

Professeur agrégé à la Faculté de médecine de Paris.
Membre de l'Académie de médecine.
Médecin de l'hôpital La Charité.

A MES MAITRES DANS LES HOPITAUX

M. LE DOCTEUR PANAS

Professeur de clinique ophthalmologique à la Faculté de Paris.
Membre de l'Académie de médecine.
Chirurgien de l'Hôtel-Dieu.

M. LE DOCTEUR BERGERON

Médecin de l'hôpital Trousseau.
Membre de l'Académie de médecine.

M. LE DOCTEUR JACCOUD

Professeur de pathologie médicale à la Faculté de Paris.
Membre de l'Académie de médecine.
Médecin de l'hôpital Lariboisière.

CONTRIBUTION A L'ÉTUDE

DE LA

LARYNGITE PHLEGMONEUSE AIGUE

DES ABCÈS RÉTRO-LARYNGÉS PRIMITIFS

INTRODUCTION

Au mois de juin 1881, j'ai observé, dans le service de mon excellent maître M. le professeur Jaccoud, un homme qui venait d'être pris, en pleine santé, à la suite d'un refroidissement, de fièvre, de douleur laryngée, de raucité de la voix et de la toux, ainsi que d'une gêne inspiratoire très notable. Bientôt une dysphagie intense et des accès de suffocation s'ajoutèrent à ces phénomènes. La trachéotomie fut faite d'urgence et, malgré cette opération, le malade succombait le cinquième jour. L'autopsie révéla l'existence d'une collection purulente sous chacune des gouttières latérales. C'était un *abcès rétro-laryngé aigu primitif*.

Réunir les observations semblables, publiées

çà et là dans la littérature médicale française et étrangère, les analyser et en faire la base d'une description nosologique du phlegmon rétro-laryngé aigu primitif, tel est le travail que j'ai fait à cette occasion.

Avant d'en exposer le résultat, je crois utile de donner brièvement les notions anatomiques qu'il faut avoir présentes à l'esprit pour bien comprendre l'histoire de la laryngite phlegmoneuse.

RÉGION POSTÉRIEURE DU LARYNX

Le larynx est un conduit musculo-cartilagineux qui occupe la partie antérieure du cou et qui sert à la phonation aussi bien qu'à la respiration.

La surface externe de cet organe se divise en deux régions, l'une antérieure et l'autre postérieure; cette dernière fera seule l'objet de cette description.

La région postérieure du larynx est recouverte par le pharynx et concourt à former la paroi antérieure de ce conduit. Les bords latéraux du cartilage thyroïde et le muscle constricteur inférieur la séparent de la région antérieure du larynx.

Gouttières latérales du larynx. — On remarque à la partie moyenne de la face postérieure du larynx une saillie convexe et arrondie, formée par les aryténoïdes et par le châton cricoïdien ; de chaque côté de cette saillie, une dépression angulaire, qui est décrite sous les noms de *gouttière latérale du larynx, gouttière pharyngo-laryngée*, en France; de *sinus pyriformis*, en Allemagne.

Ces gouttières prennent naissance à la partie supérieure, de chaque côté de l'épiglotte, au point de réunion des replis ary-épiglottiques et pharyngo-épiglottiques. Présentant d'abord la forme d'un sillon étroit et peu profond, elles s'élargissent bientôt, au niveau des cordes vocales, et se terminent en pointe immédiatement au-dessus de l'articulation crico-thyroïdienne. Leur direction est donc très oblique en bas et en arrière.

A l'examen laryngoscopique, on peut apercevoir de chaque côté de l'orifice du larynx, la partie supérieure des sinus pyriformes. C'est à cette partie que Morel-Mackensie et d'autres laryngologistes donnent le nom de *fosse hyoïdienne*.

Les dimensions de cette fossette varient suivant la situation des aryténoïdes. A l'état de repos, une partie notable du bord externe de ces cartilages fait saillie dans la gouttière latérale. Au contraire, lorsque la glotte se ferme, pendant la phonation, pendant la toux, la saillie de l'aryténoïde disparaît et la fosse hyoïdienne devient plus appréciable au laryngoscope. Türck (1) signale, comme un fait presque constant, la présence, à la paroi externe, d'une tache jaunâtre, qu'il attribue au cartilage

(1) Klinik der Krankheiten des Kehlkopfes und der Luftröhre, Wien, 1866, p. 87.

thyroïde vu par transparence à travers la muqueuse.

C'est sur les gouttières latérales du larynx que couleraient les liquides pendant la déglutition. Un autre usage plus important, qui ne me paraît pas avoir attiré suffisamment l'attention, doit être signalé. Le sinus pyriformis n'augmente pas seulement la cavité du pharynx, il isole encore les cordes vocales de la paroi cartilagineuse et facilite ainsi les mouvements de la glotte. De là les troubles vocaux qui marquent le début du phlegmon post-laryngien, dont l'un des premiers effets est de détruire cet isolement.

Espace rétro-laryngé. — Le larynx une fois séparé de la muqueuse pharyngée qui recouvre sa face postérieure, on remarque que le cartilage thyroïde enveloppe et protège toutes les autres parties de l'organe, groupées entre elles sous la forme d'un conduit cylindrique. Constitué par deux lames qui se réunissent en avant pour former la pomme d'Adam, le thyroïde n'existe pas en arrière, d'où la présence, entre ce cartilage et la portion cylindrique du larynx, d'un espace que j'appellerai *rétro-laryngé*, pour la commodité de la description.

L'*espace rétro-laryngé* représente assez exactement la forme d'un coin dont la base serait tournée en arrière et dont le bord tranchant répondrait à l'angle rentrant du cartilage thyroïde. La paroi externe de cette loge est immobile et résistante; partout cartilagineuse, elle est formée par la lame correspondante du thyroïde. La paroi interne, au contraire, est plus mobile; elle n'est cartilagineuse qu'à ses parties inférieure et postérieure que forment le cricoïde et l'aryténoïde. Plus haut, un plan musculaire constitué par les muscles thyro-aryténoïdien et crico-aryténoïdien latéral, puis la bande ventriculaire (corde vocale supérieure), enfin le ligament ary-épiglottique séparent l'espace rétro-laryngé de la cavité du larynx.

En bas, l'insertion du muscle crico-thyroïdien à la face interne du cartilage thyroïde et l'articulation crico-thyroïdienne ferment l'espace rétro-laryngé et s'opposent au développement du phlegmon dans ce sens.

C'est dans cette loge que les nerfs récurrent et laryngé supérieur fournissent leurs principales divisions. La présence de ces rameaux nerveux et leur irritation probable par le processus phlegmasique, contribuent peut-être autant que la sténose laryngée, à rendre si grave la laryngite phlegmoneuse,

Mais il importe surtout d'étudier la disposition du *tissu conjonctif*. Rare, fin et serré sur la face postérieure de l'épiglotte, sur la face interne des ligaments ary-épiglottiques, au niveau des cordes vocales et de la surface interne du cricoïde, le tissu conjonctif du larynx est, au contraire, lâche et abondant dans l'espace rétro-laryngé, et surtout à la face antérieure de l'épiglotte.

Le tissu cellulaire de l'espace rétro-laryngé se continue directement en arrière avec celui de l'espace correspondant; en avant, avec le tissu conjonctif de l'espace glosso-épiglottique et celui des piliers du voile du palais. Le repli muqueux, qui circonscrit le ventricule de Morgagni, et le plan musculaire, signalé plus haut, séparent le tissu conjonctif de la loge rétro-laryngée et le tissu conjonctif, d'ailleurs assez dense, de la région sous-glottique du larynx. Ce fait explique la rareté de l'existence simultanée de ces deux variétés de laryngite phlegmoneuse,

Lorsqu'on injecte de l'eau dans le tissu cellulaire rétro-laryngé, on peut produire, avec l'œdème de cette région, la tuméfaction de l'espace glosso-épiglottique correspondant. Mais l'œdème artificiel est à peine marqué dans la région sous-glottique, alors que cependant la boule œdémateuse rétro-laryngée acquiert le volume d'un œuf de poule. Une autre particularité intéressante de cette expérience, c'est qu'il est difficile de produire un œdême bilatéral par l'injection d'un seul côté. C'est un fait que j'ai plusieurs fois constaté. L'extension du processus phlegmasique d'un côté à l'autre doit rencontrer les mêmes obstacles que le liquide injecté. Lorsque l'inflammation est symétrique, elle s'est donc développée simultanément à droite et à gauche.

Dans la situation normale des parties, l'espace rétro-laryngé n'a qu'une existence presque entièrement virtuelle. La muqueuse pharyngée, en envoyant un prolongement tapisser les parois de cet espace, le confisque, si je puis ainsi dire, au profit de la cavité du pharynx. Mais, que le tissu cellulaire vienne à se tuméfier, et le larynx reprend immédiatement ses droits ; la muqueuse pharyngée est refoulée en arrière, les gouttières latérales s'effacent et l'espace rétro-laryngé devient réel. Voilà pourquoi j'ai cru bon d'employer deux expressions distinctes pour désigner l'aspect différent que présente cette excavation, suivant qu'elle est ou non recouverte par la muqueuse du pharynx.

DÉFINITION. — DIVISION

Le tissu cellulaire du larynx peut être le siége de deux processus morbides bien distincts, l'hydropisie et l'inflammation. Gardant aux mots le sens qu'il ont habituellement dans la langue médicale, je crois qu'il faut réserver pour l'hydropisie le nom d'œdème de la glotte ou mieux du larynx, et adopter pour l'inflammation l'expression de *laryngite phlegmoneuse*, proposée par Bouillaud (1).

Laryngite phlegmoneuse (Bouillaud), laryngite purulente (Miller), laryngite sous-muqueuse (Cruveilhier), laryngite intense (Peter et Krishaber), laryngite parenchymateuse (Mandl), abcès du larynx sont autant d'expressions qui désignent un seul et même processus morbide, l'inflammation du tissu conjonctif du larynx.

(1) Nosographie médicale, 1846, II, p. 420.

Turck (1) et Ziemssen (2) divisent la laryngite phlegmoneuse en aiguë et chronique ; ils subdivisent la forme aiguë en deux variétés, suivant que l'inflammation est diffuse ou circonscrite. Il est plus utile pour le diagnostic différentiel et pour le praticien, de se placer, avec Cruveilhier, au point de vue topographique. Sous ce rapport, on peut admettre trois variétés de laryngite phlegmoneuse : dans la première, l'inflammation se localise à la région sous-glottique du larynx ; dans la seconde, à l'espace thyro-hyoïdien ou glosso-épiglottique ; et dans la troisième, à la loge rétro-laryngée. Les deux dernières s'observent souvent ensemble chez le même individu ; la première est presque toujours isolée, en outre elle est constamment secondaire : il n'existe aucune observation de laryngite phlegmoneuse sous-glottique primitive.

Le *phlegmon rétro-laryngé aigu primitif* fera seul l'objet de cette thèse ; je donnerai successivement sa description, son diagnostic et son traitement.

(1) Loc. cit., p. 183.

(2) Laryngitis phlegmonosa, in *Handbuch der speciellen Pathologie, und Thérapie,* IV, 1876, p. 311.

CHAPITRE PREMIER

DESCRIPTION

Autant la laryngite phlegmoneuse est fréquente comme affection secondaire, autant elle est rare comme maladie primitive. Les faits que j'ai pu réunir, sont encore trop peu nombreux pour qu'il soit possible d'en tirer des conclusions au point de vue de l'*étiologie*. Ils autorisent cependant à considérer le froid comme l'une des causes occasionnelles les plus puissantes.

Symptômes et marche.

Le phlegmon rétro-laryngé aigu primitif *débute brusquement*; ses premiers caractères appréciables sont une sensation pénible au niveau du larynx ainsi qu'une altération de la voix.

La *douleur laryngée* est aiguë; lorsque l'abcès est unilatéral, le malade la localise exactement à l'une des faces antérieures du larynx. Elle augmente par la déglutition ainsi que par la pression des lames du cartilage thyroïde.

Dans la laryngite catarrhale aiguë, la douleur existe, mais elle est en général peu intense et la pression du larynx ne la modifie guère. Les caractères de la douleur propre au phlegmon doivent donc être pris en considération ; ils peuvent servir à éveiller l'attention du médecin

La *parole* est pénible et peu distincte ; la *voix* est sourde et couverte ; l'aphonie, l'extinction complète de la voix survient d'ordinaire très-rapidement. A cette altération de l'intensité s'ajoutent la raucité et l'enrouement; parfois la voix prend un caractère particulier qu'il est impossible de décrire, mais qui attire immédiatement l'attention. — Ces modifications de la voix s'expliquent par le trouble qu'apporte aux mouvemnts de la glotte la disparition des gouttières pharyngo-laryngées. Peut-être y a-t-il aussi, comme Gibb l'a constaté au laryngoscope dans l'abcès sous-glottique (1), une parésie ou une paralysie des cordes vocales. Quoi qu'il en soit de leur cause, les troubles vocaux ont une grande valeur séméiologique : la raucité n'appartient pas à la symptomatologie de l'œdème limité aux replis aryténo-épiglottiques.

La *toux* présente les mêmes caractères que la voix ; elle est ordinairement peu fréquente.

L'expectoration fait défaut ; ou bien elle est constituée par des crachats muco-purulents, lorsque l'abcès s'est ouvert spontanément dans le larynx.

La *dyspnée* suit presque immédiatement l'enrouement. Parfois elle est d'emblée paroxystique, et le

(1) The Lancet, 1869, II, p. 338.

maladə succombe au premier accès de suffocation, sansavoir présenté d'autres symptômes que la douleur laryngée et les modifications de la voix. C'est l'histoire du malade de l'observation VIII. — Mais ordinairement la dyspnée est d'abord continue; les accès de suffocation ne surviennent que vers le second ou le troisième jour.

La respiration est pénible, laborieuse et plus fréquente; la difficulté porte sur l'inspiration, tandis que l'expiration reste libre. La gêne respiratoire s'accroît rapidement et l'orthopnée ne tarde pas à se montrer; en même temps l'inspiration devient bruyante et fait entendre à distance une sorte de cri rauque, grave et prolongé, connu sous le nom de *cornage*. L'expiration demeure silencieuse, ou bien elle présente un bruit laryngé plus sourd, moins long et moins bruyant. Lorsque la laryngosténose atteint un plus haut degré, on voit apparaître, à chaque inspiration, ces dépressions épigastrique et sus-sternale, qu'on appelle *tirage abdominal et tirage cervical.*

La dyspnée n'est pas seulement continue; elle est encore exaspérée par des *accès de suffocation* plus ou moins fréquents et d'une intensité effrayante, auxquels le malade craint de succomber et qui peuvent nécesiter la trachéotomie d'urgence.

La douleur à la pression du cartilage thyroïde, la raucité et l'affaiblissement de la voix, les phénomènes de laryngosténose, ne constituent pas les seuls caractères du phlegmon rétro-laryngé. Il existe encore constamment un symptôme d'une grande valeur sémiologique, la *dysphagie*. La difficulté de la déglutition peut être absolue ; ou bien les aliments solides ne passent pas, alors que les liquides sont encore, mais péniblement avalés. Les mouvements de déglutition provoquent une violente douleur.

Cette dysphagie n'a pas seulement pour causes l'effacement des gouttières latérales et le passage du bol alimentaire, elle dépend encore de la contraction du muscle constricteur inférieur du pharynx, qui rapproche les lames du cartilage thyroïde et qui comprime par conséquent la région enflammée. L'influence de cette contraction musculaire est importante à connaître, et c'est elle que l'on peut seule invoquer pour expliquer la dysphagie si intense, qui accompagne aussi les abcès périlaryngiens, d'après William Stephenson.

Autant les troubles fonctionnels sont faciles à percevoir, autant les *symptômes physiques* sont difficiles à constater. Aussi n'est-il pas étonnant que, dans un passage où il fait évidemment allusion à la laryngite phlegmoneuse, bien qu'il localise l'inflammation dans les muscles du larynx, *in musculo albo glottidis et simul id carnosis ei claudendi inservientibus*), Boerhaave ait pu conclure sa description, d'ailleurs très-complète, des troubles fonctionnels, en disant : *Estque hæc*, sine signis externis, *omnium pessima* (1).

Aujourd'hui, bien que la clinique ait à sa disposition *l'exploration digitale* et *l'examen laryngoscopique*, les symtômes physiques ne sont guére mieux connus. Le plus souvent, en effet, la crainte de provoquer un accès de suffocation mortel empêche le médecin de recourir à ces nouveaux procédés d'investigation. Il se contente d'examiner l'état des amygdales et de l'isthme du gosier, et cet examen ne lui donne que des résultats negatifs ou insignifiants.

Cruveilhier « attache une grande importance à l'*inspection de l'épiglotte*, qu'on peut toujours voir en partie par une exploration convenable », — en faisant faire une profonde inspiration — « et qui révèle par son état de rougeur, de pâleur ou d'infiltration, la rougeur, la pâleur ou l'infiltration de la partie sus-glottique du larynx, aux maladies de laquelle elle participe toujours plus ou moins. Quant au *signe de Thuillier*, il est plus difficile à acquérir qu'on ne le croit communément (2). »

L'*examen laryngoscopique* n'a été fait dans aucune des observations que je rapporte. Les dangers de cette exploration sont-ils si certains et si graves qu'on ne doive pas y recourir avant la trachéotomie?

(1) Aphorismi de cognoscendis et curandis morbis, Angina inflammatoria, Aph., 802.

(2) Atlas d'anat. pathol., Mal. du larynx, 5e livraison, p. 3.

Je ne le crois pas ; et je dois faire remarquer ici qu'il existe aujourd'hui, dans la science, bon nombre d'observations, publiées sous le titre d'*abcès des replis aryténo-épiglottiques*, où cet examen a été pratiqué sans inconvénient et où l'ouverture de l'abcès a été faite par la voie laryngée. Tobold (1) écrit même qu'il fut surpris de la facilité de cet examen. Il s'agissait, il est vrai, dans la plupart de ces cas, d'un abcès unilatéral. Quoi qu'il en soit, après la trachéotomie, il n'y a plus aucun motif de différer l'exploration laryngoscopique, et elle devra toujours être faite.

Un caractère important, surtout pour le diagnostic différentiel des formes primitive et secondaire de la laryngite phlegmoneuse, c'est le développement rapide d'un *état général grave*. Le pouls est fréquent ; la peau brûlante ; le malade est dans un état d'agitation très notable ; un délire de paroles et même d'action a été plusieurs fois signalé. Le malade, que j'ai vu dans le service de M. le professeur Jaccoud, est le seul dont la température ait été prise. Il présenta un mouvement fébrile continu ; la *température axillaire* oscilla entre 39° et 39° 8.

La laryngite phlegmoneuse rétro-laryngée primitive offre une *marche aiguë* ou même suraiguë. La *suppuration* apparaît très rapidement, et elle existait chez un malade (obs. VI) emporté en deux

(1) Tobold. Larynx abscesse, in *Berliner Klinische Wochenschrift*, 1864, p. 39.

jours. Elle se révèle parfois par l'*œdème du cou* et, si l'abcès s'ouvre spontanément dans le larynx, par une *expectoration purulente*.

Les observations V et IX exceptées, la *mort* a été la terminaison constante de la maladie ; elle est toujours survenue à une époque très voisine du début, dans un cas même avant la fin du premier jour (obs. VIII) ; dans deux autres (obs. I et IV), malgré la trachéotomie. La mort résulte des progrès de l'asphyxie, d'un accès de suffocation, ou bien elle arrive, pour ainsi dire subitement, au moment où les personnes présentes s'y attendent le moins.

Anatomie pathologique.

Il existe parfois un contraste remarquable entre les symptômes et les lésions. Pendant la vie, le médecin a eu toute son attention concentrée sur les accidents formidables d'une laryngosténose suraiguë ; après la mort, il est tout surpris de ne trouver qu'un larynx en apparence presque normal. Les replis aryténo-épiglottiques se sont affaissés en partie ; la muqueuse laryngée ne présente que des modifications sans importance ; l'isthme du gosier, les amygdales et le pharynx sont indemnes. C'est alors seulement qu'examinant avec plus de soin le larynx, il remarque l'*effacement des sinus pyriformes*.

Toutefois ce contraste, qui existait pour le sujet de l'observation I, n'est pas constant ; dans plusieurs cas, l'effacement des gouttières latérales et la tuméfaction inflammatoire étaient si notables qu'ils ne pouvaient échapper à un examen même superficiel.

Dans toutes les observations que j'ai pu réunir, le phlegmon rétro-laryngé s'est terminé par suppuration. L'observation VIII fait seule exception. Dans ce cas publié par le docteur Sayre, de New-York, la mort eut lieu moins de vingt-quatre heures après le début des accidents. L'inflammation phlegmoneuse n'était encore qu'à sa première période, et il existait une *infiltration gélatiniforme* du tissu conjonctif des *espaces rétro-laryngés* droit et gauche (1).

Mais ordinairement, la mort est moins rapide, et les globules de pus ont le temps de se produire en plus grande abondance.

Le *pus* de l'abcès rétro-laryngé primitif est jaune verdâtre, crémeux et bien lié ; il présente, en un mot, tous les caractères du *pus phlegmoneux*. Infiltré dans les mailles du tissu cellulaire et parfois aussi entre les fibres musculaires qu'il dissèque, le pus peut encore se réunir en foyer. L'infiltration purulente a pour *siège* tantôt un seul, tantôt les deux espaces rétro-laryngés. Au pourtour de l'abcès, on observe une infiltration gélatiniforme du tissu conjonctif. C'est elle qui constitue l'œdème des replis aryténo-épiglottiques et glosso-épiglottiques, qui accompagne le phlegmon rétro-laryngé.

(1) Voir Introduction, p. 8, pour les limites de ces espaces.

Il peut exister encore un autre foyer purulent dans l'espace glosso-épiglottique. L'*épiglotte* est ordinairement épaissie, surtout à sa face antérieure, et elle présente une injection plus ou moins vive.

La *muqueuse* qui recouvre les parties tuméfiées, n'offre pas d'autres modifications qu'une rougeur, en général plus prononcée dans le vestibule de la glotte. Dans un seul cas, rapporté par Cruveilhier (obs. III), la muqueuse des gouttières latérales offrait plusieurs points de sphacèle. C'est cette observation que Türk et Ziemssen citent comme exemple de laryngite phlegmoneuse aiguë *diffuse*. Quelquefois, il existe à la surface de la muqueuse laryngée, un orifice d'où la pression fait sourdre du pus (obs. I).

Les *cordes vocales* sont intactes. Les ganglions lymphatiques situés de chaque côté du larynx sont parfois rouges et tuméfiés. Le tissu cellulaire périlaryngien peut présenter les traces d'un œdème collatéral.

Les *nerfs du larynx* n'ont pas été examinés; il aurait été, sans doute. utile de le faire. Costallat, dans une observation d'abcès des replis aryténo-épiglottiques (1), rapporte que « les nerfs pneumogastriques et leurs branches sont considérablement augmentés; le récurrent a paru doublé. » Graves a signalé un fait analogue.

Dans le cas où l'état des *poumons* a été noté, les lésions étaient celles de la congestion et de l'œdème

(1) Journal hebdomadaire de médecine, 1829, p. 10.

pulmonaires. Chez le sujet de l'observation I, il y avait en outre quelques noyaux de broncho-pneumonie, disséminés dans les lobes inférieurs des deux poumons. Ces lésions pulmonaires présentent beaucoup de ressemblance avec celles qui suivent la section des pneumogastriques. Il importe de le remarquer.

Il n'est pas toujours facile, même à l'autopsie, de distinguer l'abcès primitif de l'abcès secondaire du larynx. Dans les ces où le pus est sanieux et grisâtre, où les cartilages sont cariés, nécrosés, en partie détruits, le caractère secondaire de la suppuration est facile à reconnaître. Mais, lorsqu'il n'y a qu'une simple dénudation du cricoïde ou de l'aryténoïde, il est presque toujours impossible de savoir avec certitude si l'inflammation a pris naissance dans le périchondre ou dans le tissu conjonctif. La périchondrite laryngée provoque l'inflammation du tissu cellulaire voisin ; mais, à son tour, le phlegmon du larynx peut entraîner le décollement du périchondre, et ce décollement la mort du cartilage.

Le doute est d'autant plus permis dans ces cas, que la même maladie frappe d'emblée tantôt la muqueuse, tantôt le cartilage, tantôt le tissu conjonctif du larynx. La fièvre typhoïde en est un exemple. Sans doute, elle atteint d'ordinaire primitivement la muqueuse ou bien le cartilage et le périchondre (en particulier le cricoide); mais elle peut aussi, comme l'a montré Chaumel (1), atteindre tout d'abord le tissu conjonctif et en déterminer la suppuration, les cartilages restant intacts.

Ces faits rendent compte des divergences d'interprétation. C'est ainsi que Cruveilhier rapporte l'observation d'un jeune homme, convalescent d'entérite folliculeuse aiguë, qui fut emporté, en huit jours, par des accidents laryngés. A l'autopsie, il trouva un abcès dans l'épaisseur du repli ary-épiglottique droit; le cartilage aryténoïde, dépouillé de son périchondre, nageait, pour ainsi dire, dans le pus. « N'est-il pas évident, ajoute Cruveilhier, que l'inflammation du tissu cellulaire sous-muqueux a entraîné le décollement du périchondre et que ce décollement a entraîné la mort du cartilage (2). »

En présence de ces difficultés d'interprétation, 'ai dû systématiquement éliminer toutes les observations d'abcês aigus du larynx avec lésions cartilagineuses. Je n'ai fait d'exception que pour le cas publié par Wannebroucq, et cela pour des motifs que j'expose à la suite de cette observation (obs. VIII).

Voilà pourquoi l'*intégrité du squelette cartilagineux* semble, à la lecture de mes observations, un fait constant dans la laryngite phlegmoneuse aiguë primitive.

(1) Des complications laryngées de la fièvre typhoïde, thèse de Paris, 1877.

(2) Dict. de méd et chir. prat., 1834, t. XI, p. 41.

CHAPITRE II.

DIAGNOSTIC.

« Reconnu, dès son début et ouvert de bonne heure, l'abcès rétro-pharyngien aigu n'entraîne point avec lui un pronostic grave... Lorsque, au contraire, le véritable caractère des accidents et la nature de la maladie sont méconnus, la mort est, pour ainsi dire, inévitable (1). » Cette observation peut, j'en suis convaincu, s'appliquer á l'abcès rétro-laryngé; elle fait bien comprendre l'importance du diagnostic différentiel de cette affection. « Tout se tient si étroitement en médecine que chaque progrês dans le diagnostic local de la lésion ouvre la voie à un progrès correspondant dans la thérapeutique (Maurice Raynaud) (2). »

Il faudrait faire un examen bien incomplet de son malade pour confondre le phlegmon rétro-laryngé avec certaines autres affections du larynx, comme le spasme de la glotte, la laryngite striduleuse, les corps étrangers, les polypes, la paralysie des muscles du larynx, simple ou consécutive à la compression du récurrent par un anévrysme de l'aorte. Le diagnostic différentiel ne me semble donc à faire

(1) Chassaignac. *Traité de la suppuration*, II, p. 172.

(2) Nouveau Dict. de méd. et chir. prat., 1875, t. XXI, art. *maladie*

qu'avec les phlegmons du cou, le croup et la péri-chondrite laryngée.

Phlegmons posterieurs du cou. — La confusion n'est évidemment possible qu'avec les *abcès retro-pharyngiens idiopathiques* à marche aiguë. La dysphagie et la dyspnée continue peuvent, surtout si la suppuration laryngée détermine l'œdème du cou, faire croire à un abcès rétro-pharyngien. L'absence de toute tumeur appréciable dans l'arrière-gorge ne suffirait pas, en pareille circonstance, à faire éviter l'erreur; elle pourrait même la confirmer et conduire à localiser l'abcès dans la portion inférieure du pharynx. Mais, si l'on tient compte du siège de la douleur au niveau du larynx, de son augmentation par la pression sur les lames du cartilage thyroïde, et surtout de la raucité particulière de la voix qui l'accompagne, le diagnostic sera possible; ces symptômes n'existent pas dans l'abcès rétro-pharyngien. Le mode de succession des phénomènes pourra encore faciliter la distinction : la dysphagie est le caractère initial de l'abcès rétro-pharyngien; et l'enrouement, celui de l'abcès rétro-laryngé.

Je crois utile d'appeler l'attention sur un phénomène normal dont la disparition, dans l'abcès rétro-pharyngien, peut sans doute aider le diagnostic topographique de la suppuration. Lorsqu'on saisit le cartilage thyroïde et qu'on lui imprime des mouvements de latéralité, on détermine le frottement de ses bords postérieurs contre la colonne vertébrale.

Ce *frottement thyro-vertébral*, qu'il est facile de constater sur soi-même, est plus appréciable pendant la flexion que pendant l'extension de la tête. Il indique immédiatement la laxité normale du tissu cellulaire rétro-pharyngien, et il me paraît rationnel de supposer sa disparition dans l'inflammation de ce tissu. La recherche du frottement thyro-vertébral a donc une certaine importance.

Phlegmons antérieurs du cou. — Lorsque le phlegmon est superficiel, la tuméfaction, la rougeur et la chaleur de la région font immédiatement reconnaître la cause première des accidents laryngés. Aussi le diagnostic est-il surtout à faire avec les phlegmons profonds, en particulier avec ceux, assez rares d'ailleurs, qu'on a décrits sous les noms d'abcès périlaryngiens et d'abcès péritrachéaux.

Graves a publié une observation très curieuse d'*abcès rétro-trachéal aigu* (1); son malade succomba le quatrième jour, après un accès de convulsions. Dans ce cas, la fièvre, la dyspnée et la dysphagie existaient tout comme dans l'abcès rétro-laryngé. Mais il n'y avait ni toux, ni sifflement respiratoire ; la douleur siégeait au-dessus du sternum ; la région intermastoïdienne présentait une tension sans œdème ni rougeur due sans doute à la projection antérieure de la trachée ; enfin, par suite de l'irritation des muscles sterno-cleïdo-mastoïdiens, la tête était fléchie et le menton rapproché de la poitrine :

(1) Méd. chir. trans., 1841, et journal l'Expérience, 1842, p. 110.

tout mouvement d'extension de la tête était douloureux. Ce sont là autant de caractères qui suffiraient, en pareille circonstance, pour attribuer à leur véritable cause la dyspnée et la dysphagie. Détail à noter: Graves, à l'autopsie, trouva, au milieu de l'abcès, le nerf récurrent plus développé qu'à l'ordinaire et de couleur rougeâtre. D'où il intitule son observation : *Altération du nerf laryngé récurrent dans un cas d'abcès derrière la trachée.*

En 1879, un médecin d'Edimbourg, William Stephenson, a fait connaître, sous le titre d'*Abcès du larynx simulant le croup*, trois cas mortels qu'il observa chez des enfants (le plus âgé avait 4 ans), à la suite de la scarlatine, de la variole et d'une adénité cervicale (1). L'autopsie montra que l'abcès occupait la face externe du cartilage thyroïde. Qu'il s'agisse ici d'une *périchondrite thyroïdienne externe* ou d'un véritable phlegmon périlaryngien, peu importe, les éléments du diagnostic sont les mêmes dans l'un et l'autre cas.

D'après William Stephenson, deux caractères, une dysphagie intense et une toux assez sonore, quoique voilée, permettent surtout d'éliminer l'idée du croup. Mais si cette maladie offre quelque ressemblance avec la laryngite diphthéritique, elle n'en a pas moins avec le phlegmon rétro-laryngé. Ici, la gêne de la déglutition perd sa valeur diagnostique ; mais

(1) On abscess of the larynx simulating croup, *Edinbourg medical journal*, 1879, vol. XIX, part. I, p. 312.

la toux conserve la sienne. En outre, la palpation de la région extérieure du larynx vient confirmer l'hypothèse d'une laryngosténose d'origine extra-laryngée. D'après Ziemssen (1), dans la périchondrite thyroïdienne externe, il existe, outre la douleur, une tuméfaction de la région atteinte. Que cette tuméfaction soit diffuse ou limitée à une seule lame du cartilage thyroïde, elle n'en produit pas moins une déformation appréciable de la face externe du larynx, qui manque dans le phlegmon rétro-laryngé. Le malade de l'observation I présenta, il est vrai, un œdème notable du cou, mais cette déformation, bien loin d'être initiale, fut nettement postérieure aux accidents laryngés.

Périchondrite laryngée. — Ziemssen, dans le même article, signale encore la possibilité d'une inflammation limitée au périchondre de la face interne du cartilage thyroïde (*Périchondrite thyroïdienne interne*). Dans un cas semblable, il serait évidemment impossible de savoir si l'abcès est redevable de son origine à une périchondrite plutôt qu'à une laryngite phlegmoneuse primitive. Toutefois, il faut bien le reconnaître, cette incertitude aurait peu d'importance, l'indication formelle étant dans les deux cas d'évacuer la collection purulente.

La même incertitude existe, dans ces cas, très rares d'ailleurs, de périchondrite et de chondrite

(1) Perichondritis laryngea, in *Handbuch der speciellen Pathologie and Thérapie*, IV, 1876, p. 342.

primitives de l'*aryténoïde* et du *cricoïde*, comme Merklen en a rapporté un exemple (1). Lorsque cette maladie est secondaire, toute confusion est impossible. L'évolution est ordinairement lente et chronique ; la fièvre manque ; le malade présente déjà depuis longtemps des troubles vocaux, lorsque les accidents dela laryngosténose prennent une grande intensité. Ce qui n'a pas lieu dans le phlegmon rétro-laryngé aigu primitif.

Croup. — La dyspnée, les accès de suffocation, les caractères de la voix et de la toux pourraient faire prendre un phlegmon rétro-laryngé aigu primitif pour une laryngite diphthéritique. Le diagnostic présente de grandes difficultés, surtout s'il s'agit d'un enfant ; il n'est possible qu'à la condition de jaire une analyse exacte de tous les symptômes. Dans le croup, il n'y a ni dysphagie intense, ni douleur vive provoquée par la pression du cartilage thyroïde. Si, comme il arrive presque toujours, l'isthme du gosier et la paroi postérieure du pharynx sont tapissés par les fausses membranes caractéristiques, la difficulté disparaît évidemment.

Variétés de laryngite phlegmoneuse. — Ce sont encore la dysphagie et les caractères de la voix et de la toux qui permettent de distinguer entre elles les diverses variétés de laryngite phlegmoneuse aiguë.

Dans la *variété sous-glottique*, la dysphagie fait défaut ; l'examen laryngoscopique montre l'intégrité

(1) Bulletin de la Société clinique de Paris, 1880, p. 26.

de la partie supérieure du larynx et la coloration normale de l'épiglotte (1).

Plus difficile est le diagnostic avec cette autre variété que Vidal (de Cassis) et Sestier ont appelé *phlegmon thyro-hyoïdien* et à laquelle appartiennent presque toutes les observations de *brûlures du larynx*. L'inflammation siège alors dans l'espace compris entre l'épiglotte, la base de la langue et la membrane thyro-hyoïdienne. Le phlegmon retro-laryngé provoque souvent un œdème collatéral de cette région ; à son tour, l'abcès thyro-hyoïdien s'accompagne ordinairement de l'œdème des replis aryténo-épiglottiques. De là la difficulté du diagnostic, d'autant plus grande que les deux variétés peuvent exister simultanément.

La présence d'une tension anormale ou même d'une tuméfaction de l'espace thyro-hyoïdien, l'exploration digitale des replis glosso-épiglottiques permettront de reconnaître l'existence d'un phlegmon thyro-hyoïdien. De plus, il y a le plus souvent une tuméfaction et une rougeur vive des piliers du voile du palais. Berger signale (obs. VI) des vomissements qui appartiennent sans doute à la symptomatologie du phlegmon glosso-épiglottique et qui s'expliquent par l'irritation du rameau lingual du nerf pneumogastrique.

(1) Gibb. Inflammatory œdema of the larynx, entirely confined to the subglottic region within the ring of the cricoïd cartilage, in *The Lancet*, 1869, II, p. 338.

Ces caractères suffisent pour diagnostiquer le phlegmon thyro-hyroïden ; mais ils n'autorisent pas à affirmer l'absence d'un abcès rétro-laryngé, à moins qu'il n'y ait aucune raucité de voix.

Quant aux observations publiées sous le titre d'*abcès des replis aryépiglottiques*, il est fort probable qu'elles appartiennent à la laryngite phlegmoneuse rétro-laryngée. Il y a, dans les deux cas, similitude de symptômes, et l'espace intermédiaire aux replis aryténo-épiglottiques et pharyngo-épiglottiques est si faible, qu'il est difficile de concevoir la persistance des gouttières latérales, dans ces abcès ary-épiglottiques. Il est regrettable que ces observations, où l'examen laryngoscopique a presque toujours été fait, ne fournissent aucun renseignement sur l'état des fosses hyoidiennes. Cette lacune m'a empêché de les utiliser. Si les deux abcès ont en réalité le même siège, il faut modifier le pronostic de la laryngite phlegmoneuse rétro-laryngée, et admettre que,comme l'abcès rétro-pharyngien, l'abcès rétro-laryngé est le plus souvent unilatéral.

C'est avec intention que j'ai omis le diagnostic différentiel de l'*œdème de la glotte* et du phlegmon rétro-laryngé. L'œdème de la glotte n'est pas une espèce morbide, mais un symptôme commun á plusieurs maladies, et, comme tel, il appartient à la symptomatologie du phlegmon rétro-laryngé aigu primitif. Il en constitue le caractère le plus saillant, et j'aurais pu exposer ce qui a trait au diagnostic en le prenant comme point de départ. L'examen négatif des amygdales, de l'isthme du gosier et du plancher de la bouche, l'absence d'érysipèle de la face et de phlegmon du cou permettent de localiser dans le larynx la cause de cet œdème. L'existence de la dysphagie élimine l'abcês sous-glottique ; enfin la raucité et l'extinction de la voix, le début brusque des accidents chez un sujet indemne jusque-là de toute affection du larynx, conduisent à l'idée d'un phlegmon rétro-laryngé aigu primitif.

Quant à l'œdème simple ou proprement dit du larynx, il n'est pas possible de le confondre avec la laryngite phlegmoneuse. Jusqu'à présent, l'infiltration purement séreuse des replis ary-épiglottiques n'a été signalée que dans le mal de Brigt et la convalescence de la scarlatine,

Dans ce dernier cas, il y avait, outre l'œdème de la glotte, une anasarque; et ce phénomène, joint à la notion d'une scarlatine antérieure, suffit amplement au diagnostic differentil. Dans les faits communiqués par Fauvel, (1) l'œdème a étê symptomatique d'une albuminurie; il s'accompagnait d'enrouement, de dysphonie et même d'aphonie. Mais l'évolution des accidents avait été moins rapide; de plus, il n'y avait ni fièvre, ni toux, ni douleur laryngée.

En résumé, le diagnostic du phlegmon rétro-la-

(1) Actes du congrès médical de Rouen, 1863.

ryngé aigu primitif repose principalement sur l'apparition presque simultanée de fièvre, de douleur laryngée, de faiblesse et de raucité de la voix et de la toux, de laryngosténose et de dysphagie, chez un individu exempt jusqu'alors de toute laryngopathie et ne présentant actuellement aucune affection du pharynx ni du cou. Isolé, chacun de ces phénomènes est sans valeur; réunis, ils forment un syndrome vraiment caractéristique et par son ensemble et par la rapidité de son évolution.

Fréquemment, il est vrai, l'acuité du processus phlegmasique et la grande urgence de la trachéotomie pourront empêcher d'établir immédiatement un diagnostic certain. Mais, une fois l'opération faite, rien ne s'oppose plus à l'examen laryngoscopique, et cet examen éclairera sur la véritable cause des accidents laryngés.

CHAPITRE III.

TRAITEMENT

Le traitement d'une maladie aussi grave est évidemment la partie la plus intéressante de son histoire. Mon seul but est d'indiquer ici les moyens qui paraissent les plus propres à donner la guérison.

La première indication à remplir, c'est évidemment de favoriser, autant que possible, la résolution de la laryngite phlegmoneuse. Dans ce but, on a eu recours aux saignées locales et générales, aux révulsifs, au mercure, au tartre stibié, etc.

Cruveilhier fait suivre l'observation que j'ai reproduite plus loin (obs. III), des réflexions suivantes : « Sous le rapport thérapeutique, je ne « saurais trop recommander la médecine la plus « perturbatrice possible. Appelé pour un cas de ce « genre qui, après un jour d'incubation, présenta de « suite une suffocation imminente à la manière du « croup, je pratiquai une large saignée, immédia- « tement après quarante sangsues autour du col, à la « chute desquelles je prescrivis *quatre grains de* « *tartre stibié*. La suffocation, qui avait résisté aux « évacuations sanguines, cessa immédiatement « après les vomissements et les selles abondantes « que provoqua l'émétique. »

Valleix cite deux cas également guéris par l'administration du tartre stibié. « L'émétique provoqua des vomissements répétés, sous l'influence desquels la malade éprouva un sentiment de faiblesse, mais en même temps une plus grande facilité de respirer (1). »

Vidal (de Cassis) conseille aussi de recourir au même traitement, avant de faire la laryngotomie. Il cite à l'appui trois cas de guérison. Dans les faits de Valleix et de Vidal des révulsifs furent appliqués en même temps á la partie antérieure du cou et à la face interne des cuisses. « Il faut, dit Vidal, que les vésicatoires soient nombreux, grands et appliqués tous en même temps (2). »

Ces faits établissent l'efficacité du tartre stibié joint aux vésicatoires. D'autres observations montrent d'ailleurs le peu de succès obtenu par l'emploi seul des révulsifs ou des saignées.

Le Dr P. Bevan conseille de traiter ainsi les brûlures du larynx, c'est-à-dire la laryngite phlegmoneuse. Il commence par administrer un vomitif, suivi d'un lavement purgatif; puis il fait appliquer un petit nombre de sangsues au bord supérieur du sternum. Il répète l'application des sangsues toutes les trois ou quatre heures, si les forces du malade le permettent ; cette saignée locale apporte un soulagement momentané et donne au mercure le temps d'agir. C'est le calomel que Bevan

(1) Mémoires de l'Académie de médecine, 1845, XI, p. 178.

(2) Pathologie externe, 5e édit., III p. 734.

prescrit à la dose de deux grains (il s'agissait d'enfants dont le plus âgé avait 3 ans), dès que l'estomac est remis de l'effet du vomitif ; il répète cette dose de demi-heure en demi-heure jusqu'à production des effets du mercure. L'apparition de garderobes vertes a coïncidé, dans chaque cas, avec l'amélioration des symptômes ; dans tous, la guérison a été obtenue.

« Le mercure a été loué par les uns, critiqué par les autres... Sans doute, si on l'administre, comme on le fait généralement, à la dose de deux grains toutes les trois heures, le malade succombera, avant que ses effets aient eu le temps de se produire. Mais, s'il est donné à la dose d'un ou deux grains de demi-heure en demi-heure, ses effets se produiront en un temps extrêmement court, surtout si l'on y ajoute des frictions mercurielles sur une étendue considérable de la surface du corps... Dans les cas dont il est présentement question les garde-robes se sont manifestées huit heures seulement après l'administration de la première dose de calomel, dans les autres en un laps de temps qui a varié entre dix-huit et vingt-quatre heures... Les quatre cas que je publie aujourd'hui étaient amplement assez graves pour justifier l'opération. La respiration striduleuse, la face bouffie et pâle, les pupilles immobiles, le pouls rapide et faible, les poumons congestionnés, la peau froide, l'épiglotte dure et tuméfiée, le côma commençant, tous ces symptômes étaient certainement tout aussi sérieux que je les ai vus dans beaucoup d'autres cas où la trachéotomie a été faite, sans succès, par moi-même ou par d'autres chirurgiens (1). »

Aussi le docteur Philip Bevan est-il d'avis que le traitement antiphlogistique, s'il est institué assez promptement, sera beaucoup plus avantageux que la trachéotomie.

En résumé, la marche extrêmement rapide de la maladie ne laisse qu'un petit nombre d'heures pour agir. Le médecin doit donc s'adresser à des médicaments à action prompte et énergique, et appliquer en même temps des révulsifs pour donner à ces médicaments le temps de produire leurs effets. — Tels sont les principes des méthodes de traitement que je viens d'indiquer.

Le tartre stibié, prescrit à hautes doses, à doses fortement évacuantes, comme l'a fait Cruveilhier, me paraît préférable au calomel ; son action est plus rapide. En pareille circonstance, je le donnerais, suivant les règles formulées par M. le professeur Jaccoud pour le traitement de la péricardite rhumatismale aiguë, et d'autres affections, c'est-à-dire à la dose de *vingt*, *trente* ou *quarante centigrammes* dans une potion gommeuse ordinaire, á prendre par cuillerées, à bouche d'heure en heure. Après quelques cuillerées, parfois dès la seconde, des vomisse-

(1) Voir pour plus de details, *Dublin Quarterly journal of med. sc.*, février 1860, ou bien la traduction de l'*Union médicale*, 1860, p. 85.

ments et des selles abondantes apparaissent. Lorsque l'action du tartre stibié est épuisée, le malade boit, en une ou plusiers fois, une potion cordiale additionnée ou non d'alcool.

Bien des médecins, je le sais, n'osent pas prescrire l'émétique à hautes doses. Depuis deux ans, j'ai vu souvent donner ainsi le tartre stibié, et jamais le moindre accident n'est survenu. Aussi n'hésiterais-je pas à le prescrire de cette manière, surtout dans une maladie aussi grave que la laryngite phlegmoneuse aiguë.

Mais, si le médecin n'est appelé que tardivement, alors que les accidents de laryngosténose sont parvenus au point que le temps manque pour recourir au traitement antiphlogistique, l'indication de la *trachéotomie* est formelle : c'est le seul moyen d'empêcher une mort immédiate.

Après cette opération, le médecin n'a t-il plus rien à faire ? Je ne le crois pas. La trachéotomie a été pratiquée sans succès dans deux cas : dans l'un, les accès de suffocation se sont reproduits après l'opération.

L'obstacle qu'opposent à la respiration les bourrelets ary-épiglottiques ne suffit donc pas à expliquer la gravité de la laryngite phlegmoneuse aiguë. L'irritation inflammatoire des nerfs du larynx pourrait peut-être entrer en ligne de compte, et cette hypothèse pourrait invoquer en sa faveur les cas de Costallat et de Graves. D'autre part, l'infiltration et la congestion des poumons persistent, et la trachéotomie n'améliore nullement l'état de ces viscères.

Quoi qu'il en soit, une conséquence pratique d'une haute importance résulte de ces insuccès. Il faut profiter du calme momentané qui suit la trachéotomie, pour faire l'examen laryngoscopique, et ouvrir, s'il y a lieu, l'abcès par la voie laryngée ou bien par la laryngotomie.

Evacuer le pus est une indication formelle qui persiste même après la trachéotomie.

CHAPITRE IV.

FAITS CLINIQUES.

D'après Gottstein (de Breslau) (1), la première mention d'un abcès du larynx serait due à un professeur de Bologne, *Roland de Parme*, qui vivait au treizième siècle. Ce chirurgien aurait ouvert un abcès du larynx par la voix cutanée. Je n'ai pu me procurer l'ouvrage auquel renvoie Gottstein, et j'ignore s'il s'agissait d'un abcès péri ou intra-laryngien.

L'abcès du larynx que rapporte Morgagni (1) ne mérite qu'une simple mention. C'est dans le mémoire de Bayle que se trouve la première observation complète d'abcès rétro-laryngé ; elle est due à Laënnec.

Cruveilhier, Miller, Petrunti, Berger, Wannebroug et Sayre ont publié des faits du même genre. Le docteur Parry a fait paraître dans le *Phil. med. Times* (1873, p. 85) un article intitulé : *Abscess of the larynx in young children*. Je n'ai pu me procurer ce journal.

(1) Ueber Kehlkopfabscesse, in *Berliner klinische Wochenschrift*, 1866, p. 419.

(2) De sedibus et causis morborum, lib. II, De morbis thoracis, épist. XV.

Voici les faits cliniques qui ont servi de base à ma description du phlegmon rétro-laryngé aigu primitif.

Observation I (1). — Louis Quénard, âgé de 24 ans, entre le 7 juin 1881 dans le service de M. le professeur Jaccoud, au n° 34 de la salle Saint-Jérôme (1). C'est un garçon robuste, peu alcoolique, et qui jusqu'à présent n'a jamais, nous dit-il, été malade.

Deux jours avant son entrée à l'hôpital, il s'est refroidi brusquement en travaillant dans une cave, et a été pris rapidement, en pleine santé pour ainsi dire, d'accidents de plus en plus graves : enrouement, respiration bruyante et difficile, accès de suffocation, etc.

Actuellement, le malade présente tous les signes d'un *œdème de la glotte* des plus prononcés. La *respiration* est longue, pénible, et fait entendre un ronflement inspiratoire rauque, grave et prolongé, tandis qu'à l'expiration le bruit laryngé est plus sourd, moins long et moins bruyant. La pause respiratoire normale est presque abolie ; 24 respirations par minute.

La *voix* est rauque, étouffée, peu distincte; la toux peu fréquente présente les mêmes caractères.

Dans la poitrine, la sonorité est normale des deux côtés ; l'auscultation ne permet d'entendre que le retentissement des bruits laryngés.

La pression sur les parois antérieure et latérale du larynx est douloureuse, et toute la région est légèrement empâtée.

(1) Le larynx a été présenté à la Société anatomique, séance du 17 juin 1881, par M. Chauffard, interne du service. Je dois à son obligeance la communication de l'observation qu'il a remise à cette occasion, et je le prie de recevoir ici la nouvelle expression de ma gratitude. Je reproduis le texte de cette observation en y ajoutant ce détail important : persistance des accès de suffocation après la trachéotomie.

La *déglutition* est pénible pour les liquides, presque impossible pour les aliments solides.

L'examen de la gorge est négatif, et ne montre ni rougeur ni gonflement anormal.

La face est pâle et couverte de sueurs; les lèvres sont violacées; léger tirage sus-sternal, pas de tirage épigastrique.

L'urine ne contient pas d'albumine.

Température axillaire : 39°,1, le matin; 39°,6, le soir.

Traitement. — Application permanente de glace sur la région laryngée; frictions à l'huile de croton sur le devant de la poitrine; eau-de-vie allemande, 40 grammes; — lait glacé.

7 juin, soir. La respiration est encore plus bruyante, plus pénible que le matin. Le malade s'agite dans son lit, parle tout haut, dans une sorte de demi-délire, qui disparaît cependant dès qu'on l'interroge. A 8 heures du soir survient un violent accès de suffocation, qui nécessite la *trachéotomie* d'urgence.

Le 8. Le malade a été très agité pendant toute la nuit, et l'on a dû lui mettre la camisole de force. Il est plus calme le matin.

Toute la région antéro-supérieure du cou est douloureuse, beaucoup plus tuméfiée que la veille, à ce point que la dépression sous-maxillaire est presque effacée. Au niveau et sur les côtés de l'os hyoïde, on sent, par la palpation, de gros ganglions peu mobiles et douloureux. Rejet abondant de mucosités purulentes par la canule.

Temp. : 39° le matin; 39°,8 le soir.

Le 9. L'état est de plus en plus grave; le gonflement de la partie supérieure du cou a encore augmenté. La respiration est stridente, précipitée (50 par minute), et amène le rejet d'un pus épais, véritablement phlegmoneux, mélangé de mucosités, et qui vient sans cesse souiller les linges qui entourent le cou du malade. La face est altérée et couverte de sueurs; l'agitation continuelle.

Temp. : 39°,5 le matin; 39°,2 le soir.

Mort à sept heures du soir au cinquième jour de la maladie.

Un fait important à noter, c'est que le malade a eu, même

après la trachéotomie, plusieurs accès de suffocation. Il a succombé quelque temps après un de ces paroxysmes, alors que la respiration semblait s'être rétablie. Bayle a signalé, dans quelques-unes de ses observations d'œdème de la glotte, cette mort subite ou du moins survenant au moment où l'on s'y attend le moins.

Autopsie. — Les différents viscères ne présentent que des lésions banales de congestion superficielle; seul, l'appareil respiratoire est altéré.

Les poumons sont gorgés de sang, et présentent dans leurs lobes inférieurs quelques nodules disséminés d'induration broncho-pneumonique. La muqueuse des bronches et de la trachée est tuméfiée, d'un rouge vif.

Les ganglions lymphatiques situés de chaque côté du larynx sont violacés et notablement augmentés de volume.

L'arrière-gorge, le pharynx, l'œsophage et le tissu cellulaire qui les entoure, ne montrent aucune lésion. Il en est tout autrement du larynx.

L'épiglotte a conservé sa forme et l'intégrité de son squelette cartilagineux, mais, sur sa face antérieure, les fossettes glosso-épiglottiques ont disparu, effacées par un boursoufflement très prononcé de la muqueuse, qui est colorée en rouge vif. Cette même coloration inflammatoire se retrouve sur le bord libre et la face laryngée de l'épiglotte, mais là sans gonflement notable de la muqueuse.

Les replis aryténo-épiglottiques sont boursoufflés, ridés, d'une coloration grisâtre.

Après incision du larynx sur la partie médiane de sa face postérieure, nous trouvons la muqueuse violacée dans la portion sous-glottique de l'organe, et, dans sa moitié supérieure, d'un rouge de plus en plus vif à mesure que l'on remonte jusqu'au bord libre de l'épiglotte. Les cordes vocales sont saines, et la muqueuse du ventricule vient, de chaque côté, faire saillie dans leur interstice.

A droite et exactement au-dessus de la partie moyenne de la corde vocale supérieure, existe un bourrelet saillant, oblong, formé par la muqueuse et présentant à son pourtour de petits orifices déchiquetés, d'où par la pression on fait sourdre des gouttelettes purulentes.

Les *gouttières latérales* paraissent diminuées de profondeur ; si, avec un scalpel, nous en incisons le fond, de chaque côté, séparant ainsi le corps du larynx proprement dit d'avec la face profonde du cartilage thyroïde, nous trouvons toute cette région infiltrée d'un pus jaunâtre, crémeux et en partie collecté. La cavité de cet abcès périlaryngé est divisée en deux loges indépendantes et symétriques, situées de chaque côté et dont les limites sont les suivantes : en bas, le bord inférieur du cartilage thyroïde et ses articulations avec le cricoïde ; en haut, les ligaments et fibres musculaires glosso-épiglottiques, formant une sorte de raphé, épais d'un centimètre environ, qui sépare les deux prolongements supérieurs de l'abcès ; en arrière, la muqueuse des gouttières latérales ; en avant, l'angle rentrant du thyroïde, aussi loin que l'on peut en juger.

Quant au *squelette cartilagineux* du larynx, il est parfaitement intact, et ne présente aucune trace de lésion ancienne qui ait pu devenir le point de départ de ce phlegmon.

Les ganglions lymphatiques situés de chaque côté du larynx sont très tuméfiés, ramollis, d'un rouge violacé, et manifestement enflammés.

Obs. II (1). — M. Signiolle, étudiant en médecine, d'une constitution assez forte, d'un tempérament bilioso-sanguin, d'une taille assez élevée, ayant les cheveux noirs, la voix forte et grave, avait joui presque constamment d'une bonne santé jusqu'à l'âge de 19 ans ; il était seulement sujet à des douleurs dans la région de la vessie.

Au mois de janvier 1805, il fut attaqué, à la suite de fatigues excessives, d'une hémoptysie assez violente. Peu de jours après, il fut pris d'une fièvre putride maligne qui dura plus de vingt-cinq jours. Pendant le cours de cette maladie, il toussait assez souvent, et se plaignait parfois de mal de gorge. Il paraît même qu'il avait ressenti les premières atteintes de cette dernière affection, quelques jours avant l'in-

(1) Elle est due à Laënnec et forme la 4e observation du mémoire de Bayle, publié dans le *Nouveau journal de médecine, chirurgie et pharmacie*, 1819, IV, p. 37.

vasion de la fièvre. Quoique la maladie eût été grave, la convalescence fut assez rapide. Peu de jours après que la fièvre eut cessé, M. Signiolle put sortir. Ses forces se rétablirent à vue d'œil; il avait un appétit très vif; *il chantait et déclamait beaucoup*, comme il en avait l'habitude; il se trouvait si bien qu'il ne craignit pas de sortir un jour par un temps humide et froid.

Peu de jours après, sa *voix*, naturellement rauque, le devint davantage et parut plus faible. Il commença à éprouver, par intervalles, de la *gêne dans la respiration*, qui devint même un peu bruyante. Ces symptômes étaient accompagnés d'une *douleur* légère dans la région du larynx.

Deux ou trois jours après, il eut un *accès de suffocation*, pendant lequel l'inspiration seule était difficile, tandis que l'expiration demeurait très facile. L'accès terminé, le malade se trouvait beaucoup mieux, mais sa voix était presque éteinte; il parlait continuellement avec beaucoup de feu, et s'efforçait de parler haut. On lui conseilla en vain de garder le silence; toutes les représentations qu'on put lui faire à ce sujet furent inutiles, et il déclara même positivement qu'il aimait mieux mourir que de vivre quelques jours sans parler.

Il s'appliqua lui-même un vésicatoire à la partie antérieure du cou, ce qui le soulagea beaucoup. Le lendemain, on supprima ce vésicatoire, et on le remplaça par un autre.

Cependant les symptômes, quoiqu'à un degré supportable, le malade avait bon appétit. Mais, *en avalant*, il se sentait, disait-il, prêt à étouffer au moment où les aliments passaient à la hauteur du larynx.

Vers le sixième jour, à compter de l'apparition des étouffements, tous les accidents augmentèrent; l'inspiration devint habituellement très difficile et bruyante; la voix plus rauque que les jours précédents, et plus grave que dans l'état de santé. Cependant le malade avait toujours un grand appétit.

Dans la nuit suivante, il éprouva deux ou trois attaques de suffocation desquelles il faillit mourir. A 1 heure du matin, il fit appeler MM. Béclard, Fizeau et moi. Nous le trouvâmes dans l'état qui vient d'être décrit. Il eut en notre présence une ou deux attaques de suffocation, mais elles furent moins sensibles que les précédentes, à raison de l'oppression très grande qui persistait dans les intervalles.

Nous prescrivîmes quelques antispasmodiques qui parurent d'abord déterminer un peu de calme, mais vers 6 heures du matin, le pouls s'affaiblit, devint intermittent, et la suffocation devint plus intense ; je proposai alors la *trachéotomie.*

Je connaissais dejà la maladie que M. Bayle m'avait déjà fait voir quelque temps auparavant à l'hôpital de la Charité, et je pensais que, dans un cas de cette espèce, si l'œdème était idiopathique, l'opération dont il s'agit pouvait donner à la nature le temps d'en opérer la résolution ; que, dans le cas contraire, l'incision de la trachée ne pouvait que prolonger la vie du malade. Mes confrères furent du même avis.

M. X..., chirurgien justement célèbre par l'étendue de ses connaissances et par sa dextérité, fut aussitôt appelé. Il pensa, comme nous, que les symptômes annonçant un obstacle à la respiration, placé à la hauteur du larynx, la trachéotomie ne pouvait qu'être utile, et il procéda sur-le-champ à l'opération.

L'incision faite au lieu ordinaire, le malade cria d'une voix étouffée que l'ouverture n'était pas assez large.

M. X... se décida alors à pratiquer la laryngotomie. Il introduisit, par l'ouverture faite à la trachée, une sonde cannelée sous le cartilage thyroïde, et il incisa ce cartilage. L'opération achevée, la suffocation continuait toujours, M. X... introduisit la sonde dans le larynx, et en parcourut la cavité ; il n'en sortit que du sang mêlé de mucosités spumeuses. Cependant le malade parlait encore distinctement d'une voix très basse.

La marche rapide des accidents ne nous laissa pas le temps de nous livrer aux réflexions que faisait naître cet étrange phénomène. Le malade *expira* dans un accès de suffocation, sept à huit minutes après l'opération.

Ouverture du cadavre faite vingt-quatre heures après la mort. Le cadavre offrait un amaigrissement assez marqué. Les membres inférieurs étaient livides, la face et les membres supérieurs étaient pâles. Le crâne ne fut pas ouvert.

Le larynx et la trachée-artère ayant été enlevés avec précaution, on reconnut que l'incision faite à la trachée avait pénétré effectivement dans cette cavité, et avait environ si centimètres de largeur (deux lignes); mais celle du larynx n'avait intéressé que le cartilage thyroïde, et la membrane muqueuse subjacente n'avait été incisée qu'à la base de l'épiglotte, et par conséquent, au-dessus de l'obstacle.

Les bords de la glotte étaient œdématiés, et bouchaient presque complètement cette ouverture, lorsqu'on les abaissait. Chacun d'eux présentait plusieurs bosselures inégales, mais plus considérables postérieurement qu'antérieurement. Tout le tissu cellulaire extérieur à la membrane muqueuse du larynx était infiltré; et cette membrane elle-même, plus molle, plus épaisse que dans l'état naturel, avait évidemment participé, en quelques endroits surtout, à la même affection. L'infiltration était particulièrement remarquable dans les ventricules du larynx et sur les cordes vocales. Au milieu de chacune de ces dernières, s'élevait un corps rougeâtre de la grosseur d'un petit pois. Ces petits corps adhéraient à la membrane muqueuse dont ils étaient évidemment une excroissance, ils offraient, dans leur texture, une infiltration très marquée. La position de ces petites excroissances était telle que dans l'inspiration elles obstruaient en grande partie la cavité du larynx, tandis que dans l'expiration elles laissaient, en s'élevant, un libre passage à l'air.

La partie inférieure du larynx était libre, quoique un peu rétrécie par le boursoufflement de la membrane muqueuse.

La *paroi postérieure du larynx* offrait une tuméfaction assez sensible vers sa partie moyenne.

Cette tumeur ayant été incisée, il s'en écoula environ seize grammes (quatre gros), d'un pus jaune, visqueux. Le foyer de ce pus était placé *entre la membrane muqueuse du larynx, la portion ascendante du cartilage cricoïde, et la face interne des bords postérieurs du cartilage thyroïde. Aucun de ces cartilages n'offrit d'altération visible,* quoique le pus les touchât à nu. Il me parut qu'il y avait aussi un petit foyer purulent en arrière, entre le cartilage cricoïde et la membrane muqueuse du pharynx, mais je ne pus m'en assurer, plusieurs des assistants ayant touché à la pièce au moment où le pus commença à s'écouler.

La membrane muqueuse était saine dans la trachée et dans les bronches.

Les poumons étaient fort gorgés de sang dans leurs parties postérieures ; d'ailleurs ils étaient crépitants et sains.

Le cœur était sain. Les intestins grêles offraient, dans certaine partie de leur étendue, une teinte rouge uniforme que se voyait également à l'intérieur et à l'extérieur. Les vaisseaux capillaires placés sous la tunique péritonéale étaient en outre assez gorgés de sang ; en cet endroit, surtout, on ne voyait sur la membrane muqueuse intestinale, ni ulcération, ni cicatrice. L'intestin grêle contenait, dans les endroits rouges, une matière muqueuse de couleur rouge de sang. Le reste du canal intestinal, le foie, la rate, les reins et les uretères étaient dans l'état naturel.

La vessie, contractée et vide, offrait çà et là, sur la membrane muqueuse, quelques taches d'un rouge noirâtre, dans lesquelles on distinguait des vaisseaux capillaires gorgés de sang. On n'y voyait d'ailleurs ni ulcère, ni cicatrice. La prostate était saine et pas volumineuse.

Obs. III (1). — Pierre Train, 56 ans, ancien militaire, adonné à la boisson, d'une constitution sèche, d'une bonne santé habituelle, est pris, le 26 avril 1829, de lassitude, d'abattement et même de défaillance. Le lendemain il se plaint de mal à la gorge et de fortes douleurs dans les membres. Le pouls est fréquent, la peau brûlante.

Le troisième jour, grande douleur à la gorge, déglutition et articulation des sons difficiles. Fièvre. L'exploration de l'arrière-bouche fait reconnaître de la rougeur et du gonflement au voile du palais.

Saignée de trois palettes, gargarisme composé d'une infusion de fleurs de roses et d'acide hydrochlorique.

Le soir, respiration extrêmement difficile, rapide, sifflante, avec menace de suffocation. La voix ne s'entend presque pas ou seulement par intervalle ; elle est rauque, aigüë, croupale. Le voile du palais présente une rougeur et une tuméfaction

(1) Cruveilhier. *Atlas d'anatomie pathologique*, Maladies du larynx, pl. II, 5e livraison, fig. 1. — Observation et pièce patholologique communiquées à la Société anatomique, par M. le Dr Fisher, l'un de ses membres.

plus considérable, les piliers antérieurs sont tellement tuméfiés qu'ils semblent obturer l'isthme du gosier.

Trente sangsues au cou qui donnent beaucoup. Le malade est soulagé ; la respiration est plus facile ; la voix moins rauque, la tuméfaction du voile du palais moins considérable. On peut distinguer trois plaques blanches sur les piliers postérieurs.

Le quatrième jour au matin, la douleur à la gorge et la difficulté de respirer n'existent plus. La voix est à peine enrouée. Le gonflement et la rougeur de l'arrière-bouche ont presque complètement disparu. Le malade se croit guéri. Ce mieux apparent continue toute la journée ; mais, le soir, recrudescence des symptômes. La respiration redevient difficile, sifflante, la voix rauque. A ces symptômes se joint du délire.

Le cinquième jour, respiration très difficile et bruyante, voix rauque, pouls très fréquent, presque imperceptible : regard inquiet, réponses brusques ; mort à midi.

Ouverture du cadavre. — Les deux replis muqueux qui forment les côtés de l'orifice supérieur du larynx, la muqueuse qui revêt la région postérieure de cet organe, celle qui tapisse les deux gouttières profondes latérales de cette région postérieure, la partie voisine du pharynx, la base de la langue, la face antérieure et le bord supérieur de l'épiglotte, présentent une couleur d'un blanc jaunâtre et sont comme infiltrés de pus. Les deux replis muqueux de l'orifice supérieur du larynx, et principalement le gauche, sont énormément tuméfiés en forme de gros bourrelets saillants en dehors, mais surtout en dedans, où ils arrivent au contact ; seulement en arrière existe un petit pertuis pour le passage de l'air. La glotte, la partie sous-glottique du larynx, étaient dans l'état le plus naturel.

La muqueuse incisée m'a permis de voir du pus infiltré dans les mailles du tissu cellulaire sous-jacent, et nulle part accumulé en foyer. La membrane muqueuse paraissait elle-même comme imbibée de pus, et ce n'est que dans quelques points qu'on retrouvait des vaisseaux extrêmement déliés. Déjà existaient plusieurs eschares incomplètement ou complètement détachées; de petits pinceaux vasculaires établissaient leurs limites de la manière la plus tranchée.

Les amygdales étaient saines, la face antérieure de l'épiglotte était couverte d'eschares, et sa partie inférieure refoulée en arrière contribuait encore au rétrécissement de la glotte.

Réflexion. — La figure qui accompagne cette observation montre clairement l'effacement des gouttières latérales et le maximum des lésions à ce niveau.

Obs. IV (1). — Mme Reid, âgée de 50 ans, dans un état de pléthore, se plaignait, le 25 novembre 1832, d'un enrouement et d'un mal de gorge qui existaient depuis deux jours, et qu'elle attribuait à ce qu'elle avait eu froid. Elle avait beaucoup de peine à respirer et à avaler. L'arrière-bouche était très enflammée.

Le 26. Elle était mieux, mais la respiration et la déglutition étaient encore difficiles.

Le 28. La respiration devient extrêmement pénible. Le pouls est à 130. Violents accès de dyspnée ; anxiété, lividité du visage. La *trachéotomie* fut pratiquée.

Dans la nuit du 29, une grande quantité de mucosités est sortie de la trachée. La respiration est courte. Mort le 30.

Autopsie. — La trachée-artère a été ouverte par derrière. La langue était beaucoup plus volumineuse qu'à l'ordinaire, mais sans aucune infiltration apparente de son tissu. A sa racine, sur la face dorsale, immédiatement au-dessous de la membrane qui la tapisse, on trouva plusieurs petits faisceaux de vaisseaux engorgés et dilatés qui se ramifiaient d'arrière en avant.

La membrane muqueuse du pharynx et surtout du larynx était d'une couleur rouge très brillante et ramollie. La partie inférieure du larynx et toute la trachée offraient une très grande vascularité. La membrane muqueuse était pourpre foncé, ramollie, et se déchirait facilement.

Immédiatement en avant de l'épiglotte, entre cet organe et la racine de la langue, il y avait une cavité capable d'admettre une amande, communiquant avec le pharynx par une petite ouverture déchirée, comme floconneuse à sa surface intérieure, et formée en apparence par l'élévation de la mem-

(1) *Archives de médecine*, 1833, I, p. 253, trad. du *London medical Gazette*, 12 janv. 1833, article du Dr Miller.

brane muqueuse et la destruction du tissu cellulaire sous-jacent. En-bas du bord droit de l'épiglotte existait une cavité semblable, mais plus petite et arrondie. Une troisième, plus grande, plus irrégulière et superficielle, fut trouvée à la partie correspondante du côté gauche. Tout près de cette dernière et presque en connexion avec elle, était une autre excavation d'une profondeur considérable, située entre la partie inférieure de l'épiglotte et la projection de la corne gauche de l'os hyoïde. Depuis ce dernier point en bas, le long du bord supérieur externe de la glotte, régnait une concrétion lymphatique qui adhérait fortement à la membrane. De l'autre côté se trouvait une fausse membrane pareille, moins étendue.

Dans la glotte, à des points correspondants de ses bords, étaient deux ulcérations très larges, mais très superficielles. Les ventricules étaient fermés, et en apparence effacés par la turgescence vasculaire.

Au-dessous de la fausse membrane du côté gauche, *entre la corne de l'os hyoïde et le cartilage cricoïde*, on trouva une tumeur grosse comme une forte amande, molle et arrondie. En soulevant la muqueuse qui recouvrait cette tumeur, on mit à nu une masse blanchâtre charnue, et en y introduisant doucement un stylet, une matière purulente en sortit et la tumeur s'affaissa. Elle avait été produite par l'infiltration du pus dans le tissu cellulaire fin et lâche, et en déchirant celui-ci, on produisit l'écoulement de ce pus, quoi qu'au premier aspect on l'aurait prise pour une tumeur formée par une substance solide.

Les amygdales semblèrent saines. Une grande quantité de sérosité s'était répandue dans le tissu cellulaire intermusculaire, à la partie antérieure du larynx, et les muscles présentaient une coloration blanche. Les bronches étaient remplies de mucosités.

Obs. V (1). — Un homme rhumatisant a commencé à éprouver de la fièvre avec difficulté de déglutir et de respirer, à la suite de quelque refroidissement. A compter du septième jour, ces deux symptômes ont tellement augmenté

(1) *Filiatre Sebezio*, cité par la *Gaz. méd. de Paris*, 1839, p. 122.

que le malade ne pouvait pas du tout avaler, et éprouvait une difficulté extrême de respirer. Il pouvait à peine ouvrir la bouche, et, en l'ouvrant, on n'observait rien dans le gosier.

La fièvre a acquis les caractères propres à la suppuration. Un œdème s'est manifesté au côté droit du cou, symptôme ordinaire des suppurations profondes. La vie du malade était en danger, la déglutition même des liquides impossible, dyspnée intense, orthopnée, anxiété extrême, agitation, menaces d'asphyxie.

Le mal avait été traité par les uns de croup, par les autres de phlegmon de l'œsophage. C'est dans cet état, le quatorzième jour de la maladie, que M. Petrunti a vu le malade. L'existence de l'œdème du cou, le déplacement du cartilage thyroïde qui était très saillant en avant, comme si un corps le poussait par derrière, et enfin la déclaration de la dysphagie avec la dyspnée, lui ont fait diagnostiquer un *abcès entre le larynx et le pharynx.*

M. Petrunti a pratiqué *l'opération suivante :* il a incisé verticalement les tissus de l'endroit saillant et œdémateux en procédant petit à petit, avec une lenteur étudiée, comme dans une préparation anatomique. Cette incision a porté sur le bord externe du muscle sterno-cléido-mastoïdien, dans l'étendue d'un pouce et demi. Le chirurgien est arrivé petit à petit jusqu'à l'œsophage, sans blesser ni la jugulaire, ni la huitième paire, ni la carotide, ni le nerf récurrent, ni enfin les artères thyroïdiennes, etc.

Arrivé à une certaine profondeur, M. Petrunti a quitté le bistouri et s'est servi d'un petit couteau d'ivoire, qu'il a l'habitude d'employer aussi dans l'opération de l'anévrysme et dans l'extirpation des tumeurs enkystées. L'œsophage découvert a paru tuméfié et fluctuant, l'opérateur a fixé sur ce point le bout du doigt indicateur et sur son ongle y a glissé la pointe d'un bistouri étroit. Il a senti aussitôt que c'est plutôt son doigt que le bistouri qui a pénétré dans une cavité.

Il ne s'en est écoulé rien moins qu'une livre de pus (livre médicale de Naples, 12 onces). De suite le malade a ouvert la bouche, fait un grand soupir et passé comme par enchantement de la mort à la vie ; la déglutition et la respiration ont repris leur cours normal. On a pansé à l'aide d'une bandelette effilée de linge qui a fait filtrer le reste de la suppuration au dehors. Guérison parfaite après un mois de traitement.

Obs. VI (1). — G..., âgé de 20 ans, d'une bonne santé antérieure, fusilier au 20e régiment d'infanterie, est reçu à l'hôpital militaire le 19 novembre 1854. Au moment de sa réception, l'après-midi de ce jour, cet homme déclare que, sans cause connue, il a été pris hier, dans l'après-midi, de douleur au cou et de gêne de la déglutition; que cette gêne, presque continuelle jusqu'à présent, s'est accrue. La *douleur du cou* a son siège dans la région de la lame latérale gauche du cartilage thyroïde, et elle augmente par la pression extérieure; d'ailleurs, on n'observe ni rougeur, ni chaleur, ni tumeur extérieure. A l'inspection de l'isthme du gosier, on constate que le voile du palais et les amygdales sont le siège d'une faible rougeur et d'une tuméfaction insignifiante. En faisant faire une profonde inspiration, on aperçoit du côté gauche, au fond de l'arrière-bouche, le bord supérieur d'une tumeur atteignant à peine le niveau de la base de la langue et ayant une couleur jaunâtre, puriforme, et le volume apparent d'une noisette. Un examen plus minutieux est impossible, quel que soit le moyen employé, en raison des vomituritions qui surviennent immédiatement.

La *respiration* du malade est bruyante et plus difficile; la *voix* rauque, la parole fatigante.

La langue est humide et couverte d'un faible enduit muqueux; pouls modérément accéléré; appétit et état général peu troublés.

Un vomitif est donné et agit très énergiquement; dans les matières évacuées se voit nettement le fragment d'une masse épaisse, jaunâtre, puriforme. Le cou est ensuite enveloppé de cataplasmes chauds.

Par suite de l'augmentation de la gêne respiratoire, le malade passe une nuit agitée, et le 20 novembre, le facies exprime une grande anxiété; la parole se fait péniblement et

(1) Je donne la traduction in extenso de l'observation recueillie par le Dr Berger, et publiée dans le *Medicinische Zeitung herausgegeben von dem Vereine für Heilkunde in Preussen*, 1855, p. 105.

avec une voix gargouillante. La déglutition est encore plus difficile. Des efforts douloureux de *toux* et de vomissements provoquent l'expulsion de mucosités filantes mélangées de matières puriformes.

La tumeur constatée la veille derrière la base de la langue peut, mais difficilement, être encore observée; le pus semble se faire jour à son sommet.

Les forces paraissent très affaissées; le malade, quoique en pleine connaissance, se montre apathique; son pouls est faible et fréquent (150). L'application de dix sangsues au côté gauche du cou, et l'administration intérieure d'acétate de zinc (zincum aceticum) en solution, n'amènent aucune amélioration appréciable.

Le *soir*, la gêne de la respiration et de la déglutition augmente subitement au point que la suffocation est imminente et que rien ne peut être avalé. Le pouls filiforme peut à peine être compté; l'apathie du matin est devenue du coma. La respiration est râlante; visage livide; sueur froide; enfin, à 7 heures du soir, le malade succombe.

L'*autopsie* est faite le deuxième jour. Le pharynx, l'œsophage et le larynx sont enlevés; l'œsophage est divisé dans sa longueur; à sa partie supérieure, on observe, faisant saillie en dedans et rétrécissant sa cavité, une tumeur plate, oblongue, du volume d'un œuf de pigeon. Cette tumeur a son siège au bord supérieur du cartilage cricoïde, *entre l'aryténoïde gauche et la face interne de la lame latérale gauche du cartilage thyroïde*; elle est ferme au toucher et recouverte par la muqueuse modérément rouge.

Pour découvrir les limites de cette tumeur, on ouvre la cavité du larynx par une section longitudinale de la paroi postérieure. On reconnaît alors que la tumeur non seulement remplit complètement le ventricule gauche de Morgagni, mais qu'elle ferme encore presque entièrement la glotte.

La muqueuse qui recouvre la tumeur et la face supérieure de la racine de l'épiglotte, ainsi que la muqueuse du côté gauche et antérieur de la cavité du larynx, ont une couleur rouge foncé et sont tapissées, sur une épaisseur d'une demi-ligne, d'exsudats fermes, adhérents et jaunâtres.

A l'incision de la tumeur, on trouve, sous la muqueuse épaissie, une infiltration, d'une ligne à une ligne et demie d'épaisseur, de pus jaunâtre et épais, occupant le tissu cellulaire et la fibre musculaire. Cette infiltration commence au-dessous du bord supérieur du cartilage cricoïde et s'étend en haut jusqu'au bord supérieur de la glotte. Elle entoure l'entrée du larynx, depuis le bord postérieur gauche du cartilage thyroïde jusqu'au côté droit de la racine de l'épiglotte.

La muqueuse de la trachée est modérément rouge, celle des bronches l'est très notablement. Ces dernières sont remplies d'un liquide aéré, rougeâtre et séreux. Les poumons, quoique encore aérés, regorgent de sang coagulé rouge sombre. A la coupe, il s'écoule en abondance un liquide mousseux rouge foncé.

Dans les autres organes, on n'observe rien d'anormal.

Obs. VII (1). — *Séance du* 10 *février* 1864 *de la Société centrale de médecine du département du Nord.* — M. Wannebroucq signale à l'attention de ses collègues un fait extrêmement intéressant d'œdème de la glotte survenu dans des conditions exceptionnelles.

Une femme de 30 ans, d'une constitution robuste, jouissant quelques jours auparavant encore d'une excellente santé, a été amenée dans son service en proie à des *accidents d'œdème de la glotte suraigus* et présentant les signes déjà avancés de l'asphyxie, tellement que, peu d'heures après son admission, elle succombait sans que notre collègue ait eu le temps de la voir.

L'*autopsie* révéla des particularités qui méritent d'être signalées. L'isthme du gosier ne présentait aucune altération et les amygdales étaient saines, peu volumineuses; la muqueuse de la face postérieure du pharynx n'offrait aucune coloration, aucune vascularisation anormales. Toutes les lésions étaient circonscrites au *larynx*; on constatait d'abord un notable épaississement de l'épiglotte, et une injection vive de la face postérieure. Les deux replis aryténo-épiglottiques étaient énormément tuméfiés, d'un rouge livide, mais l'infiltration qui occupait toute leur étendue était phlegmasique et dure

(1) Wannebroucq. *Bulletin médical du nord de la France*, 1864, p. 137.

sous la pression du doigt. Ils ne laissaient entre eux qu'une simple fente un peu irrégulière, ayant assez exactement la forme d'une boutonnière ; leur écartement était insuffisant pour permettre d'examiner l'état intérieur du larynx.

Vers la partie antérieure de ces replis, au point de départ des *gouttières latérales*, on apercevait un soulèvement de cette portion de la muqueuse pharyngée qui tapisse extérieurement la face latérale du larynx et l'on pouvait juger à la faveur de la transparence de l'épithélium qu'il y avait du pus dans ce point. Toute la muqueuse pharyngienne qui recouvre extérieurement le larynx sur les côtés et en arrière était très vasculaire, tuméfiée, et l'on sentait qu'il existait au-dessous d'elle une collection morbide. Cet état de chose existait exactement semblable à droite et à gauche, avec une symétrie parfaite. La dissection fit voir qu'il existait *un phlegmon diffus des muscles du larynx* qui avait envahi jusqu'aux petits muscles aryténoïdiens dans l'épaisseur desquels se faisait la communication d'un côté à l'autre.

Le larynx ayant été incisé sur la ligne médiane, on put faire attentivement l'examen de la muqueuse laryngée qui ne présentait d'autre lésion qu'une vascularisation vive et une légère tuméfaction, mais sans ulcération, ni trace de pus en aucun point.

La section du cricoïde en arrière présentait l'aspect le plus normal, la palpation des divers cartilages recouverts des parties molles ne laissait soupçonner aucune altération, en sorte qu'on eût été tout d'abord tenté d'admettre l'existence d'un phlegmon diffus spontané des muscles du larynx, affection peut-être sans exemple. Mais la dissection achevée, *les cartilages étant dépouillés* dans toute leur étendue, on put voir que le point de départ des lésions déjà indiquées était une nécrose d'un point *tout à fait limité et très restreint* du cartilage cricoïde situé à trois ou quatre millimètres en avant de l'articulation aryténo-cricoïdienne. Cette nécrose existait de chaque côté, avec une symétrie presque mathématique; elle offrait une forme pyramidale à base appuyée au bord supérieur du cricoïde, large de *quatre millimètres*, et dont le sommet se perdait à *mi-hauteur* du cartilage. Quelques parcelles osseuses qu'on y rencontrait prouvaient que le travail pathologique avait subi l'évolution ordinaire des cartilages nécrosés.

Il résulte de cet examen anatomo-pathologique que la malade a succombé à une *laryngite nécrosique aiguë*, suivie de phlegmon diffus des muscles laryngiens et d'œdème des replis aryténo-épiglottiques. Cette affection est rare en elle-même...

La malade, dont il est ici question, était dans l'état de santé le plus satisfaisant quelques jours seulement avant sa mort; et d'après les renseignements que nous avons pu obtenir du médecin qui lui avait donné les premiers soins, elle n'avait eu depuis longtemps aucune maladie.

Voilà donc un cas d'œdème de la glotte consécutif à une laryngite aiguë survenue chez un sujet robuste, très vigoureux et dans l'état de santé préalable le plus parfait. Car la veille de sa mort, la malade se livrait encore à son travail ordinaire. Nous devons ajouter qu'aucune trace de syphilis ni de scrofule ne se rencontrait chez elle.

Ce fait exceptionnel et cette forme insolite d'œdème de la glotte nous paraissent dignes d'être enregistrés.

Réflexion. — Cette observation est évidemment des plus intéressantes; mais s'agit-il réellement ici, comme le pense Wannebroucq, d'une laryngite nécrosique aiguë? Je ne le crois pas. Il y a une telle disproportion entre le phlegmon et la nécrose qu'il me paraît impossible d'admettre que celui-là est l'effet de celle-ci.

D'ailleurs, cette nécrose existait-elle en réalité ? Autant la description du phlegmon est explicite, autant celle de la nécrose l'est peu. La présence de parcelles osseuses en est donnée comme la preuve indubitable. Mais cette prétendue nécrose ne serait-elle pas un simple point d'ossification ? En examinant, chez une femme de 48 ans, les cartilages de son larynx, d'ailleurs entièrement normal, j'ai trouvé précisément de chaque côté du cricoïde, en avant de l'articulation crico-aryténoïdienne, une surface ossifiée de quelques millimètres, de forme triangulaire à base supérieure et à sommet descendant à mi-hauteur du cricoïde, qui n'était ossifié qu'en ce point. N'y a-t-il pas une grande similitude entre cette description et celle de la nécrose ?

Obs. VIII (1). Le docteur Sayre fait connaître l'observation suivante. Hier matin (24 janvier 1865), j'étais appelé à visiter, dans le XXIIe Street, un gentleman que j'avais, il y a quelques semaines, soigné pour une affection du pied. On me priait de venir aussitôt que possible, le malade craignant d'avoir la diphthérie. J'allai le voir vers midi. Le patient était un homme de 45 ans, grand, robuste, bien musclé et ayant joui jusque-là d'une belle santé. Il était étendu, au moment où je le vis, sur un sofa près du feu.

Je n'observai chez lui rien de particulier ; la *voix* seule avait une rudesse surprenante qui m'inquiéta. Elle n'était pas croupale ; elle n'était pas non plus rauque, elle avait un je ne sais quoi d'indescriptible qui frappa mon attention. J'examine sa gorge avec soin, mais je ne trouve rien qui justifie mes soupçons d'une maladie sérieuse. Sa femme et sa mère étaient très alarmées à son sujet ; mais je me crus autorisé à porter un pronostic favorable.

Néanmoins le caractère de la voix me rendait très inquiet sur la terminaison de la maladie. J'attendis quelque temps et je fis un second examen de la gorge avec beaucoup de soin. J'introduisis le doigt profondément, en arrière de la langue, pour voir s'il existait une tuméfaction sur les côtés de l'épiglotte, et ne trouvant rien d'analogue à un œdème, mes craintes s'apaisèrent.

(1) Je donne ici la traduction in extenso d'une observation recueillie par le Dr Sayre, et publiée par *The New-York médical journal*, 1855, p. 129.

J'ordonnai de faire respirer au malade de la vapeur d'eau chaude, ce qui le soulagea beaucoup.

Le soir précédent, le patient, trouvant sa chambre à coucher chaude et incommode, avait ouvert la fenêtre pour purifier l'air, avant d'aller se coucher. C'est à ce moment qu'il avait dû prendre froid. Vers le milieu de la nuit, il éprouva quelque gêne dans la gorge et alla de plus en plus mal jusqu'au matin.

En quittant la maison, le malade m'adressa la parole, et je fus encore frappé du caractère particulier de sa voix. Aussi je dis à sa femme que je ferais une nouvelle visite dans l'après-midi pour m'enquérir de la santé du malade.

Il n'y avait *aucune difficulté de la respiration*, et le pouls était à 72. Je priai en outre sa femme de m'envoyer chercher immédiatement s'il survenait quelque chose avant ma prochaine visite.

J'allai alors à l'hôpital et, dans la pensée que quelque évènement subit pouvait arriver, j'y demeurai une heure et demie Pendant ce temps, je n'ai pas entendu parler du malade, et, quand je suis allé faire ma visite, l'après-midi vers 4 heures, je le trouvai mort.

Il paraît qu'après avoir respiré quelque temps la vapeur d'eau, il s'était senti tellement soulagé qu'il se plaça sur le sofa pour lire son journal. Sa femme était assise auprès de lui depuis une heure environ, lorsque son mari lui dit que sa respiration devenait plus génée et qu'elle ferait bien de m'envoyer chercher. Bientôt après il fut si mal qu'il demanda instamment l'envoi immédiat d'un courrier. Sa femme se leva, sonna la domestique et, pendant qu'elle lui donnait ses ordres, le malade sauta du sofa, lança ses bras en l'air, poussa un soupir, la face devint pourpre, et il expira immédiatement.

Autopsie. — La trachée, la langue et la paroi postérieure du pharynx sont enlevées. L'épiglotte est dressée, droite, et épaissie à sa partie supérieure. Tout l'espace compris entre ce cartilage et les parois du pharynx, de chaque côté, est rempli par deux poches d'une exsudation, exactement semblable aux parties charnues de deux grosses huîtres.

L'infiltration siégeait sous la couche épithéliale et les repli latéraux de l'épiglotte.

Obs. IX (1). — Un homme adulte et bien portant, étant occupé à travailler le 1er octobre dans une vigne, fut surpris par la pluie. Le soir même, il éprouva de la difficulté à avaler. Le lendemain la gêne de la déglutition augmenta, et les jours suivants il y eut de la fièvre et des frissons erratiques.

Le 6, la respiration devint si difficile que le malade était obligé de rester assis et de faire de grands efforts pour inspirer une petite quantité d'air. Il était aphone, et avait la sensation d'un corps étranger qui empêchait le passage de l'air. La palpation du larynx était très douloureuse surtout au niveau du bord supérieur du cartilage thyroïde.

Pas de tuméfaction des amygdales ni de l'arrière-gorge.

L'auteur introduisit le doigt dans le pharynx et put alors sentir deux petites tumeurs, grosses comme une noisette, situées à la face interne de la partie supérieure du larynx, au-dessous de l'épiglotte. Les tumeurs se touchaient sur la ligne médiane et bouchaient presque complètement l'orifice supérieur du larynx.

Pendant l'exploration, celle du côté droit se rompit, et le pus qu'elle renfermait vint souiller les doigts du médecin et la paroi postérieure du pharynx.

Il y eut aussitôt quelques accès de toux pendant lesquels le malade rejeta une certaine quantité de pus crémeux. Aussitôt symptômes asphyxiques diminuèrent et la respiration devint plus facile.

La nuit suivante, la deuxième tumeur s'ouvrit spontanément. Dès lors tous les symptômes de la maladie se dissipèrent rapidement et trois jours après le malade put reprendre ses travaux.

1. *Rivista clinica di Bologna*, 1876, article du docteur Salvatore Salomone-Marino, analysé par la *Revue des sciences médicales* 1876, VIII, p. 726.

CONCLUSIONS.

1° Le phlegmon rétro-laryngé aigu primitif est une variété de laryngite phlegmoneuse caractérisée par l'inflammation du tissu conjonctif situé sous les gouttières latérales du larynx.

2° Il a pour syndrome caractéristique, l'apparition presque simultanée de fièvre, de douleur laryngée, de faiblesse et de raucité de la voix et de la toux, de laryngosténose et de dysphagie chez un individu exempt jusqu'alors de toute laryngopathie et ne présentant actuellement aucune affection du pharynx ni du cou.

3° Le meilleur traitement paraît être l'administration du tartre stibié à hautes doses jointe à l'application de larges et nombreux vésicatoires. Si la trachéotomie doit être faite d'urgence, il faut se souvenir que l'indication d'évacuer le pus persiste, même après cette opération.

TABLE DES MATIÈRES.

Paris. — A. PARENT, imp. de la Fac. de médec., rue M.-le-Prince, 31.
A. DAVY, successeur.

www.ingramcontent.com/pod-product-compliance
Ingram Content Group UK Ltd.
Pitfield, Milton Keynes, MK11 3LW, UK
UKHW020329220726
13923UKWH00003B/1456